AF318491

CONTRIBUTION A L'ÉTUDE

DE

L'INDICANURIE CHEZ LES ENFANTS

PAR

Mlle Lioubitza DJOURITCH

Docteur en médecine de la Faculté de Paris

PARIS

G. STEINHEIL, ÉDITEUR

2, RUE CASIMIR-DELAVIGNE, 2

1893

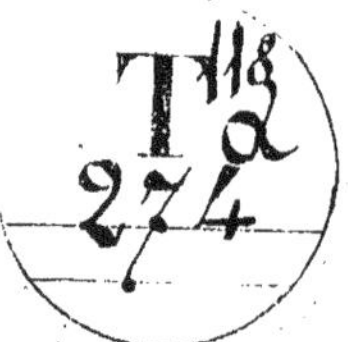

CONTRIBUTION A L'ÉTUDE

DE

L'INDICANURIE CHEZ LES ENFANTS

CONTRIBUTION A L'ÉTUDE

DE

L'INDICANURIE CHEZ LES ENFANTS

PAR

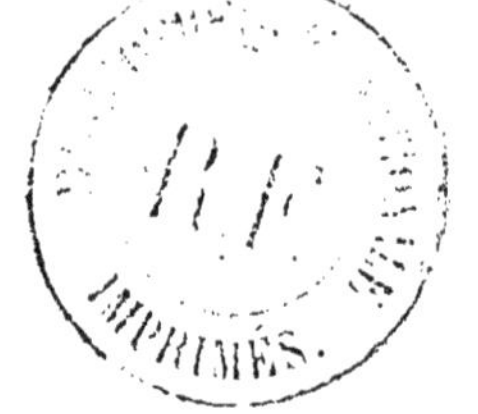

Mlle Lioubitza DJOURITCH

Docteur en médecine de la Faculté de Paris

PARIS

G. STEINHEIL, ÉDITEUR

2, RUE CASIMIR-DELAVIGNE, 2

1893

CONTRIBUTION A L'ETUDE

DE

L'INDICANURIE CHEZ LES ENFANTS

INTRODUCTION

Dans ces dernières années, un certain nombre d'auteurs se sont attachés à la recherche de l'indican dans l'urine des enfants, et ont constaté que l'indicanurie est fréquente dans le jeune âge. Mais leurs travaux aboutissent à des conclusions contradictoires en ce qui touche la signification pathologique de ce symptôme. L'indicanurie est-elle le propre des troubles digestifs? Est-elle au contraire un bon signe de la tuberculose infantile? Ou s'observe-t-elle surtout dans les suppurations viscérales? C'est ce qu'il est impossible de juger devant les affirmations opposées des médecins qui se sont occupés de la question.

Dans le but d'élucider, au moins en partie, cette obscure question, nous avons entrepris, sous la direction de M. Marfan, de rechercher l'indicanurie chez les enfants du service de la clinique des maladies de l'enfance, à l'hôpital des Enfants-Malades. Ce sont les résultats de ces recherches que nous publions ici.

Nous remercions tout particulièrement M. le Dr Marfan qui nous a inspiré cette thèse et qui nous a aidé de ses conseils bienveillants.

Nos remerciements encore à M. le Dr E.-C. Aviragnet, chef de clinique, à M. le Dr Pierre Boulloche, chef de clinique adjoint, à M. Potier, interne du service et à M. Villière, interne en pharmacie, qui tous nous ont facilité notre tâche.

Mesdemoiselles Héléneff et de Lessly nous ont facilité les recherches bibliographiques; nous sommes heureux ici de pouvoir leur exprimer notre gratitude.

Que M. le professeur Laboulbène, qui a bien voulu accepter la présidence de notre thèse, veuille bien être persuadé de nos sentiments de vive reconnaissance.

Indol et indican.

L'*indican*, dérivé de l'indol, existe à l'état normal dans l'urine, mais en très faible quantité. L'indican urinaire n'est pas identique à l'indican végétal. Baumann, en effet, a montré qu'il n'était pas, comme l'indican végétal, un glucoside, mais un acide sulfo-conjugué. C'est, au point de vue chimique, de l'indoxylsulfate de potasse. Par oxydation, l'indol se transforme en indoxyle qui se combine à l'acide sulfurique et à un sel de potassium pour former de l'indoxylsulfate de potasse.

L'*indol*, d'où dérive l'indican, a été rencontré en 1826 par Tiedmann et Gmelin dans le duodenum. C'est un produit normal de la digestion intestinale; il prend naissance dans la décomposition des matières albuminoïdes sous l'influence de la putréfaction bactérienne. L'indol qui se produit dans l'intestin s'élimine par les urines sous forme d'indican.

Plus les fermentations intestinales sont accusées, plus il y a d'indol dans les matières fécales, et plus, par conséquent, on trouve d'indican dans les urines. M. le professeur Bouchard a établi d'une façon indiscutable ce parallélisme qui existe entre l'augmentation de l'indican dans les urines et celle de l'indol dans les matières fécales.

Chez le nouveau-né, ainsi que l'a constaté Senator, il n'y a pas d'indican dans les urines, puisque les putréfactions intestinales n'ont pas encore apparu. On peut aussi, avec Escherich, expliquer l'absence d'indican chez les nourrissons, par ce fait que dans leurs excréments dominent deux bactéries : le *bactérium lactis aèrogenes* et le *bactérium coli commune* qui n'exercent qu'une faible action sur l'albumine. Peu ou pas de décomposition de l'albumine ; peu ou pas d'indol dans le tube digestif : peu ou pas d'indicanurie par conséquent.

On peut se rendre compte des relations qui unissent l'indican et l'indol en injectant sous la peau d'un animal, comme l'a fait Jaffé en 1872, une certaine dose d'indol. On voit après l'injection apparaître dans les urines une quantité d'indican plus grande qu'à l'état normal.

Les expériences de Salkowsky ont également bien montré les rapports qui existaient entre l'indican et l'indol. L'indican diminue dans les urines d'un chien soumis à une alimentation exclusivement composée de gélatine (qui ne peut fournir d'indol) ; au contraire, il augmente considérablement à la suite d'un régime fortement azoté.

Recherche de l'indican dans les urines.

L'*indican*, sous l'influence des acides, se dédouble en indigotine (coloration violette) et urrhodine (coloration rouge). Les ferments produisent un résultat analogue ; c'est pour cela que l'urine putréfiée apparaît colorée en violet ou en rouge, par suite de la décomposition de l'indican.

On a utilisé la décomposition de l'indican par les acides pour déceler sa présence dans les urines. Il suffit, en effet, de faire bouillir une urine avec le dixième de son volume d'acide chlorhydrique pour voir apparaître une coloration violette due à l'indigotine, si l'urine renferme de l'indican.

A côté de ce procédé simple mis en usage pour déceler l'indican, il en est d'autres qu'il est intéressant de rappeler.

Procédé de Jaffé (de Kœnigsberg). — Lorsqu'on ajoute goutte à goutte une solution concentrée de chlorure de chaux dans une urine préalablement additionnée d'acide chlorhydrique, il apparaît une coloration violette dans l'urine (c'est là, comme nous l'avons vu précédemment, la réaction caractéristique de l'indican qui se dédouble en indigotine et en urrhodine). En agitant avec du chloroforme, celui-ci, en se séparant par le repos, se colore en violet.

Procédé d'Obermayer. — On ajoute dans l'urine de l'acétate de plomb, jusqu'à ce que le précipité qui se forme n'augmente plus. On filtre et on additionne l'urine filtrée de perchlorure de fer cristallisé dans 500 parties d'acide chlorhydrique fumant. Après avoir agité le tout pendant une minute environ, on ajoute du chloroforme. Celui-ci se colore en violet quand il existe de l'indican.

Ce procédé est plus sensible que celui de Jaffé.

PROCÉDÉ DE BAUMANN. — On verse une à deux gouttes de perchlorure de fer dans un mélange à parties égales d'urine et d'acide chlorhydrique; on ajoute du chloroforme et on agite le tout. Comme précédemment le chloroforme se colore en violet.

Pour déceler l'indican urinaire, nous avons employé le procédé suivant : après avoir versé dans une éprouvette de l'urine et de l'acide chlorhydrique à parties égales, nous avons agité un moment avec du chloroforme. Quand il y avait de l'indican, le chloroforme se colorait en violet; la coloration était d'une intensité variable suivant que la proportion d'indican était forte ou faible.

Historique de l'indicanurie chez les enfants.

Avant de faire connaître les résultats de nos recherches, il nous paraît utile de donner une analyse des travaux antérieurs sur ce sujet.

C'est dans les *maladies du tube digestif* que l'indicanurie a été signalée tout d'abord. A cela rien d'étonnant, puisque l'indican provient de l'indol et que celui-ci est produit en plus grande quantité chaque fois que les fermentations intestinales sont augmentées.

Hassel en a trouvé une forte proportion dans les urines des *cholériques*.

Gubler, Robin l'ont rencontré fréquemment dans la *fièvre typhoïde*.

Canter, Jaffé ont montré que l'indican augmentait dans le cours de l'*obstruction intestinale*, par suite de la rétention des matières fécales.

Senator a signalé le même fait dans certaines *constipations*.

Chez les sujets atteints de *carcinome du foie*, chez les *phtisiques*, l'indican a été trouvé en forte proportion par Hoppe-Seyler, et il est probable, suivant Schunck et Hoppe-Seyler, que l'uroxanthine signalée par Heller chez les carcinomateux hépatiques n'était que de l'indican.

Jaffé et Rosenheim ont rencontré l'indicanurie dans la *maladie d'Addison* et dans tous les processus pathologiques s'accompagnant d'obstruction de l'intestin grêle.

— 12 —

Le Dr Mabille, de la Rochelle, a trouvé de l'indican en assez forte proportion chez les *aliénés mélancoliques*. Suivant ce médecin, l'indicanurie serait en l'espèce l'indice de troubles digestifs et de fermentations intestinales spéciales.

D'après Keilmann enfin, l'indicanurie se rencontrerait particulièrement dans le cours des *suppurations profondes*.

Ces différents travaux concernent uniquement les adultes ; la recherche de l'indicanurie chez les enfants n'a été faite d'une façon suivie que dans ces dernières années. Parrot, Robin, Cruse, Senator ont fait quelques recherches sur ce sujet, mais le premier travail important publié sur l'indicanurie chez les enfants est celui du Dr Hochsinger, de Vienne, communiqué au huitième congrès de pédiatrie, tenu à Brême en 1890 (1). La conclusion de l'auteur était que l'indicanurie était surtout fréquente dans la *tuberculose*.

En 1892, le Dr Max Kahane arrivait aux mêmes résultats (2).

Les observations publiées par ces deux médecins provenaient de la policlinique de Kassowitz. Voici, à titre de documents, le résumé des résultats obtenus :

a) *Enfants bien portants.* — Les urines des nourrissons élevés au sein et bien portants ne renferment jamais d'indican. Il n'en existe généralement pas non plus chez les bébés élevés au biberon, lorsqu'ils n'ont pas de troubles digestifs. L'indican n'a été rencontré chez les enfants élevés au biberon que trois fois sur vingt-neuf cas.

Chez les enfants plus âgés bien portants l'indican fait également défaut. Leur alimentation se composant de viande, il serait, semble-t-il, rationnel de trouver dans leur urine

(1) CARL HOCHSINGER. *Verhandlungen der achten Versammlung der Gesellschaft für Kinderheilkunde in Bremem,* 1890. « Ueber Indicanurie im Saüglingsalter. »

(2) MAX KAHANE. Ueber das Verhalten des Indicans bei der Tuberculose Kindesalters. *Beitrage für Kinderheilkunde, herausgegeben von prof. Dr M. Kassowitz.* Neue Folge II.

des traces d'indican, puisque celui-ci provient de l'indol et que l'indol est un produit normal de la fermentation des matières albuminoïdes. Ce qui, dans une certaine mesure, pourrait expliquer la non-production d'indol, c'est le passage rapide du bol alimentaire à travers le tractus intestinal chez les enfants. Les matières albuminoïdes ne subiraient de la sorte qu'une putréfaction légère.

De plus, il est certain que les matières albuminoïdes sont chez l'enfant absorbées d'une façon plus complète que chez l'adulte; il en reste moins dans l'intestin.

b) *Enfants atteints de troubles digestifs.* — MM. Hochsinger et Kahane ont trouvé de l'indican chez les enfants atteints de troubles digestifs. Leurs recherches ont porté sur 36 nourrissons atteints de dyspepsie gastro-intestinale. Plus les troubles étaient accusés, plus la proportion d'indican était grande.

Dans le choléra infantile, MM. Hochsinger et Kahane ont constaté une indicanurie très prononcée. Baginsky avait d'ailleurs insisté sur ce fait; il était parvenu à isoler de l'indol dans les matières fécales des bébés atteints de choléra infantile.

c) *Enfants atteints de différentes maladies.* — L'indicanurie n'a pas été rencontrée chez les enfants atteints de bronchite, de pneumonie, de rachitisme. (Les rachitiques examinés ne présentaient sans doute plus la dyspepsie gastro-intestinale qui existe toujours à l'origine de leurs maladies.)

Par contre, elle est constante dans la *tuberculose*. MM. Hochsinger et Kahane l'ont constatée aussi bien chez les nourrissons que chez les enfants plus âgés et dans n'importe quelle forme de tuberculose (pulmonaire, péritonéale, méningée, etc.).

L'indicanurie s'est montrée surtout prononcée dans les formes graves de tuberculose et chez les enfants les plus cachectisés. Elle s'est rencontrée aussi bien chez les tuberculeux non dyspeptiques que chez ceux qui étaient atteints de troubles intestinaux.

Tels sont les points principaux des recherches de MM. Hochsinger et Kahane. Les trois propositions suivantes les résument assez bien :

1° L'indicanurie fait défaut chez les enfants bien portants ;

2° Elle est fréquente chez les enfants atteints de troubles digestifs ; elle est alors d'autant plus prononcée que ceux-ci sont plus graves ;

3° Elle peut se manifester, dans le cours de diverses maladies, d'une façon exceptionnelle ; elle est, par contre, *constante dans la tuberculose.*

A peu près analogues ont été les conclusions de M. Mayer-Achen qui a trouvé de l'indican en proportion parfois considérable chez les enfants tuberculeux, surtout chez les plus âgés et chez ceux qui étaient porteurs d'une lésion osseuse.

Ces recherches ont été reprises par le Dr Steffen, de Stettin (1) qui a examiné les urines de 123 enfant atteints d'affections diverses, dont voici l'énumération :

19 cas de tuberculose ; 60 cas d'affections diverses ; 26 cas de dipthérie ; 12 cas de rougeole ; 6 cas de fièvre typhoïde.

Voici les résultats :

Dipthérie. — L'indicanurie existait dans les formes graves ; elle manquait dans les légères. En résumé, présence dans un 1/6 des cas, absence dans les 5/6.

Fiévre typhoïde. — L'indicanurie existait à toutes les périodes de la maladie. Neubaner et Vogel ont fait la même constatation.

Rougeole. — Rien de fixe ; présence dans certains cas, absence dans d'autres.

Affections diverses (pneumonie, bronchite, néphrites, affections cardiaques, maladies du foie, affections cérébrales, affections de la peau, fractures, périostites, abcès). — Sur

(1) Steffen. *Beiträge su Indicanauss-cheidungen bei kindern, aus den Kinder-spital zu Stettin.*

915 examens d'urine provenant de 60 enfants, l'indicanurie n'a pas été observée une seule fois.

Tuberculose. — En ce qui concerne la *tuberculose*, voici les résultats du D\u1d3f Steffen. 18 enfants manifestement tuberculeux ont été examinés, chacun plusieurs fois. Ces enfants ont été divisés en 2 groupes.

1ᵉʳ groupe (enfants âgés de moins de six ans) : 372 fois, pas d'indican; 120 fois, une trace; 94 fois, peu; 42 fois, une moyenne; 25 fois, beaucoup; 1 fois, une très grande quantité.

2ᵉ groupe (enfants de plus de six ans) : 334 fois, pas d'indican; 72 fois, une trace; 51 fois, peu; 44 fois, une moyenne; 27 fois, beaucoup; 5 fois, une très grande quantité.

Ces résultats, on le voit, diffèrent beaucoup de ceux de MM. Hochsinger et Kahane. Il est vrai de dire que tous ces cas étaient examinés suivant la méthode de Jaffé. Or, avec cette méthode, il est certain que lorsqu'il n'y a dans l'urine qu'une très faible quantité d'indican, un léger excès de la solution de chlorure de chaux détruit une partie de la matière colorante; on n'obtient pas alors la réaction de l'indican, bien que celui-ci existe, en faible proportion il est vrai, dans l'urine.

De plus, lorsqu'on traite une urine fraîche par la méthode de Jaffé, il arrive qu'une série d'éléments organiques et inorganiques se trouvent entraînés lorsqu'on ajoute du chloroforme. On obtient alors une émulsion trouble d'un bleu très pâle ou d'un violet rougeâtre qui se refuse absolument à une détermination colorimétrique.

On peut, en conséquence, affirmer que les résultats obtenus par le D\u1d3f Steffen avec la méthode de Jaffé sont plutôt au-dessous de la vérité.

M. le D\u1d3f Voûte, d'Amsterdam, a repris les recherches de ses prédécesseurs; il a consigné les résultats qu'il avait obtenus dans un travail paru dans la *Revue des maladies de l'enfance* (1). M. Voûte est arrivé à des conclusions totale-

(1) D\u1d3f Voûte (d'Amsterdam). Quelques remarques sur la coïncidence de

ment opposées à celles de MM. Hochsinger et Kahane et, pour lui, l'indicanurie n'a aucune valeur pour le diagnostic de la tuberculose, puisqu'elle est loin d'être fréquente dans cette affection.

M. Carlo-Giarre (1) a de son côté entrepris quelques recherches sur le même sujet. L'urine a été examinée chez 47 enfants ; 17 étaient des tuberculeux et 30 étaient atteints d'affections diverses. Le diagnostic de tuberculose a été confirmé à l'autopsie pour la plupart des cas. La recherche de l'indican a été faite suivant la méthode de Jaffé modifiée par Baumann.

Voici les résultats obtenus :

1° On trouve des *traces* d'indican dans les urines d'enfants atteints d'affections diverses ;

2° Dans certains cas *de tuberculose non douteuse*, l'indican *fait défaut* dans les urines ;

3° L'indicanurie paraît surtout fréquente dans les maladies qui s'accompagnent de troubles digestifs (entérite folliculaire, choléra, fièvre typhoïde, et surtout diphtérie).

En résumé, les travaux entrepris jusqu'à ce jour sur l'indicanurie chez les enfants peuvent se résumer dans les conclusions suivantes :

a) *L'indicanurie s'observe souvent chez les enfants ;*

b) *Elle serait fréquente dans les troubles digestifs ;*

c) *Elle serait presque constante dans la tuberculose, suivant Hochsinger et Kahane ;*

d) *Elle existerait aussi bien dans d'autres maladies, suivant Steffen, Voûte, Giarre et n'aurait, en conséquence, aucune valeur pour le diagnostic de tuberculose.*

l'indicanurie et de la tuberculose chez les enfants. *Revue mensuelle des maladies de l'enfance,* février 1893.

(1) CARLO GIARRE. Sul valore semeiologico della indicanuria nella tuberculosi infantile. *Lo sperimentale,* Anno XLVII, fasc. I et II.

IV

Résultat de nos recherches.

Il existe, on vient de le voir, une contradiction marquée entre les différents auteurs qui se sont occupés du l'indicanurie. Nous avons pensé, suivant en cela les conseils de notre cher maître, M. le D' Marfan, qu'il ne serait pas sans intérêt d'étudier à nouveau l'indicanurie chez les enfants et de rechercher quelle pouvait être sa valeur séméiologique.

A l'inverse de ce qui se fait habituellement, nous allons d'abord donner nos conclusions et dire tout de suite, d'une manière sommaire, les résultats auxquels nous sommes arrivée.

Puis nous ferons les remarques que nous paraissent comporter nos recherches envisagées dans leur détail et nous exposerons les déductions qu'on en peut tirer.

Nous avons recherché l'indicanurie dans 51 cas ; et toutes les fois que cela a été possible, l'examen a été répété plusieurs fois pour chaque sujet.

1° RÉSULTATS GÉNÉRAUX DE NOS RECHERCHES. — Voici les conclusions générales auxquelles nous ont conduit nos recherches :

1° L'indicanurie fait défaut chez les enfants bien portants.

2° Elle peut exister, mais d'une manière inconstante, dans différentes affections dont voici l'énumération :

Fièvre typhoïde ; — pérityphlite (diagnostic douteux) ; — dyspepsie gastro-intestinale chronique ; — bronchite ; — pneumonie ; — pleurésie ; — chorée grave.

D.

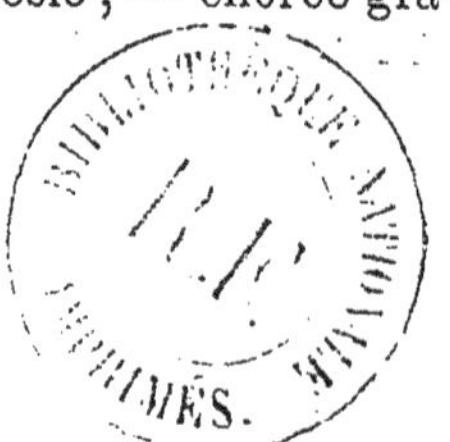

2

3° Elle est *constante* dans la tuberculose.

Il résulte encore de nos observations que dans les *maladies aiguës* signalées plus haut, l'indicanurie existait très marquée tant que durait la fièvre ; elle disparaissait au moment de la défervescence et ne se montrait jamais durant la convalescence.

Dans la *tuberculose*, au contraire, l'indicanurie persistait toujours. C'est là un fait intéressant qui, s'il est confirmé, pourra acquérir une certaine valeur.

Nos conclusions se rapprochent de celles de MM. Hochsinger et Kahane et, comme ces auteurs, nous pensons qu'il existe une relation entre la tuberculose et l'indicanurie. A coup sûr, la constatation de l'indicanurie dans les urines ne suffit pas pour affirmer la tuberculose, mais elle peut faciliter, dans un cas douteux, un diagnostic difficile à poser.

2° REMARQUES SUR LES RÉSULTATS PRÉCÉDENTS. — *Tuberculose*. — Ce qui ressort tout d'abord de nos résultats, c'est la *constance* et la *permanence* de l'indicanurie dans la tuberculose. Chaque fois que nous avons examiné l'urine d'un de nos tuberculeux nous y avons rencontré de l'indican. Prenons par exemple, l'observation I ; il s'agit d'une fillette rachitique et tuberculeuse, entrée le 12 juin 1893 à la salle Parrot. Nous avons commencé l'examen de l'urine le 17 août et nous l'avons fait tous les jours jusqu'au 14 septembre, date de la mort. (Le diagnostic de tuberculose a été confirmé à l'autopsie.)

Chaque examen a révélé une indicanurie intense.

Dans l'observation III (tuberculose pulmonaire et pleurésie purulente chez un enfant de 2 ans), les quantités d'indican n'ont pas été toujours les mêmes. Certains jours, l'indicanurie était abondante ; elle était très légère dans d'autres, jamais elle n'a fait défaut complètement.

De même encore dans l'observation VI, chez un enfant atteint de coxalgie.

Fièvre typhoïde. — L'indicanurie ne s'est montrée que

pendant la période d'état; elle a fait défaut durant la convalescence.

Chez l'enfant Joseph H..., entré salle Bouchut, lit n° 1, le 11 septembre (obs. XXXVI), l'indicanurie a été très marquée du 12 au 27 septembre; il n'y avait plus que des traces d'indican le 30 septembre. Du 1er au 21 octobre, c'est-à-dire pendant la convalescence, l'indicanurie a fait défaut.

Dans l'observation XXXVII (Georges C..., entré salle Bouchut le 4 septembre, pour une fièvre typhoïde), on constate que l'indicanurie a persisté jusqu'au 1er octobre; après cette époque, elle a fait défaut, sauf dans un ou deux examens.

Affections des voies respiratoires. — Chaque fois que nous avons examiné un enfant atteint de pneumonie, de pleurésie ou de bronchite, c'est à la période aiguë de cette affection que l'indicanurie s'est montrée.

Chorée grave. — Dans un cas de chorée grave, nous avons constaté de l'indicanurie tant que l'agitation a été très vive. Aussitôt qu'une amélioration s'est manifestée dans les phénomènes choréiques, l'indicanurie a disparu.

Cas dans lesquels l'indicanurie a fait défaut. — Nous n'avons pas trouvé d'indican dans les urines chez dix choréiques, chez un enfant atteint de pelade et chez un enfant admis à l'hôpital en état d'ivresse.

V

Pathogénie.

Expliquer la présence de l'indican dans les urines des tuberculeux n'est pas toujours chose facile. Quand les fermentations intestinales sont exagérées, on comprend que l'indicanurie apparaisse puisque l'indol, qui produit l'indican, se forme en grande quantité quand il existe des troubles digestifs prononcés. Mais lorsque les troubles digestifs font défaut, quelle explication donner de l'indicanurie ?

Faut-il admettre, avec Hochsinger, que la tuberculose produit un changement considérable dans les lois de la sécrétion chromogénique ? que, sous l'influence de l'infection tuberculeuse, les fonctions de sécrétion et d'absorption des appareils glandulaires de l'intestin ne se font pas normalement ? que ces appareils présentent une insuffisance organique et fonctionnelle ?

Y aurait-il, sous l'influence de cette insuffisance fonctionnelle, une transformation incomplète des matières albuminoïdes et une non-absorption d'une certaine quantité d'entre elles ? Les matières albuminoïdes non absorbées seraient attaquées par les ferments : d'où production d'indol en quantité exagérée et consécutivement indicanurie.

Il est certain que chez les enfants tuberculeux l'absorption des matières albuminoïdes se fait mal, puisque ces petits malades, boulimiques pour la plupart, ne tirent aucun profit des aliments qu'ils absorbent, qu'ils maigrissent malgré tout ce qu'ils prennent.

Il est certain encore que chez certains enfants tuberculeux, particulièrement lorsqu'ils sont soumis à l'allaitement artificiel, il existe une putréfaction intestinale exagérée; alors leurs matières fécales sont d'une coloration grise et d'une fétidité excessive; elles contiennent fréquemment des matières albuminoïdes non digérées.

Il est possible encore que dans le cours de la tuberculose il se produise, ainsi que le pense Senator, des transformations de l'albumine dans l'épaisseur même des tissus. Il pourrait y avoir ainsi — Pfeiffer d'ailleurs paraît l'avoir démontré — formation d'indol dans les tissus : d'où indicanurie.

On peut conclure de tout cela que les différentes cellules de l'organisme du tuberculeux soumises à l'action de la toxine tuberculeuse sont frappées de déchéance. Il en résulte une perversion dans les métamorphoses nutritives. L'hyperproduction d'indol et l'indicanurie qui en est la conséquence sont le résultat de cette perversion nutritive.

VI

Diagnostic de la tuberculose.

Le diagnostic de la tuberculose chez les enfants n'est pas toujours commode. Les études récentes l'ont cependant rendu beaucoup plus facile. Nous croyons intéressant de rappeler ici les phénomènes sur lesquels nous nous sommes basé pour établir le diagnostic.

1° *Tuberculose du premier âge.*

Le diagnostic de la tuberculose généralisée, chronique, était établi d'après l'examen minutieux, suivant la méthode de M. Marfan (1), laquelle consiste :

1° A examiner l'aspect extérieur de l'enfant, qui est généralement dans ces cas très amaigri ; ses membres sont décharnés et flétris, et la peau est collée sur les os ; ses téguments sont très pâles ; parfois ils offrent une teinte légèrement pigmentée ; les cils sont longs et noirs ; très souvent on observe sur la peau du dos et des membres un développement exagéré du système pileux ; les traits sont tirés ; le visage est fatigué, souffreteux et exprime à la fois la tranquillité et la tristesse ; les yeux sont cernés, quelquefois animés d'un vif éclat ; ils ne deviennent sans expression qu'à la période terminale. Cet aspect qui a une grande importance pour le diagnostic, ne rappelle en rien celui des scrofuleux.

2° A cet état cachectique se joignent quelques phénomènes

(1) MARFAN. De la tuberculose généralisée, chronique, apyrétique des nourrissons et des enfants du premier âge. *Semaine médicale*, 21 décembre 1892.

dont l'association est presque caractéristique : l'*hypertrophie de la rate* sur laquelle Augel Money, Landouzy, Queyrat et Médail ont attiré l'attention ; l'*hypertrophie du foie* que M. Aviragnet (1) a bien mise en lumière ; l'augmentation de volume de ces deux organes est due à la présence de granulations miliaires dans le parenchyme. Signalons ensuite le signe de Legroux l'*adénopathie périphérique généralisée,* c'est-à-dire la présence dans les régions cervicales, axillaires et inguinales de ganglions durs, mobiles, indolents, semblables à des grains de plomb de volume variable disséminés sous la peau ; la nature tuberculeuse de cette adénopathie a été démontrée en 1890 par M. Lesage et par M. Mirinescu, ce dernier dans un travail inspiré par M. Hutinel. La micropolyadénopathie est à peu près très constante et constitue par conséquent un très bon signe de la tuberculose du premier âge ; mais pour qu'elle garde toute sa valeur comme élément diagnostic, il faut qu'elle soit généralisée, qu'elle ne soit pas imputable à la syphilis ou à des excoriations des téguments.

La tuberculose généralisée des jeunes enfants évolue sans fièvre, ce n'est qu'au moment des accidents terminaux que la température s'élève quelquefois au-dessus de la normale. L'amaigrissement et l'état cachectique, l'hypertrophie du foie et de la rate, la micropolyadénopathie, l'apyrexie, tels sont les signes à peu près constants de la tuberculose généralisée, chronique des enfants du premier âge ; tous les autres troubles sont contingents.

L'examen de la poitrine ne relève parfois aucune anomalie. Le plus habituellement on perçoit les signes plus ou moins marqués de l'adénopathie trachéo-bronchique, mais ces signes subissent de grandes variations d'un jour à l'autre, et d'ailleurs ils peuvent faire défaut. Parfois on perçoit des râles de bronchite ; mais ces râles disparaissent au bout de très peu de temps ; ils peuvent ensuite réapparaître et la

---

(1) E. C. AVIRAGNET. *De la tuberculose chez les enfants.* Th. Paris, 1892.

bronchite à rechute doit toujours faire soupçonner la tuberculose. Plus rarement on découvre un foyer de condensation pulmonaire au sommet, ou à la partie moyenne, ou à la base ; car chez l'enfant, les tubercules du poumon peuvent siéger dans toutes les parties de cet organe. Les troubles fonctionnels de l'appareil respiratoire sont peu marqués. Ils se réduisent ordinairement à une petite toux sèche ; la dyspnée ne s'observe que lorsque l'adénopathie trachéo-bronchique arrive à prendre la première place dans le tableau clinique.

Les troubles digestifs sont très variables. Le plus habituellement ils font défaut ; il est même fréquent d'observer une *voracité* qui va jusqu'à la boulimie, et on voit les enfants qui n'ont pas de troubles digestifs, qui absorbent une grande quantité d'aliments, dépérir néanmoins de jour en jour, la nourriture « ne leur profite pas », comme dit le vulgaire. Quelquefois l'évolution de la maladie est traversée par des poussées de diarrhée qui ne durent que très peu de temps et cèdent habituellement à un traitement bien dirigé. La tuberculose de l'intestin est extrêmement rare dans la première enfance.

Pendant que cette évolution se déroule, l'état général du petit malade s'aggrave tous les jours, l'amaigrissement devient squelettique, parfois il survient de l'œdème des pieds et des mains. Après un temps plus ou moins long, l'enfant finit par succomber. La durée de la maladie semble d'autant plus longue que les fonctions digestives sont restées plus intactes.

La tuberculose généralisée, chronique, apyrétique est la forme d'infection bacillaire la plus commune chez les nourrissons et l'enfant du premier âge. On la trouve signalée avec plus ou moins de netteté dans les ouvrages classiques de Rilliet et Barthez, de Bouchut, de Henoch, de Cadet de Gassicourt ; mais elle n'a été isolée clairement que dans ces dernières années et il est permis aujourd'hui de la décrire comme un type morbide distinct et de la diagnostiquer pres-

que à coup sûr, nous le devons à une série de travaux dus
surtout à des médecins français, qui, chacun de leur côté, ont
éclairci une des obscurités dont le sujet était entouré.
Nous le devons à M. Legroux, qui, en décrivant la micropolyadénopathie, nous a donné un signe extrêmement pré-
cieux pour la reconnaître ; nous le devons à M. Aviragnet
qui a décrit dans son travail la tuberculose généralisée,
chronique, apyrétique sous le nom de tuberculose diffuse
des enfants du premier âge ; nous le devons enfin à d'autres
auteurs.

Cette forme de la tuberculose est propre à la première
enfance ; elle s'observe chez les nourrissons et chez les
enfants âgés de moins de cinq ans ; après cinq ans elle est
très rare ; elle paraît surtout commune de quinze mois à trois
ans.

La période de début qui est très longue, et la période
d'état qui est souvent très longue et dure de longs mois ;
la période des accidents terminaux, qui peut ne durer que
quelques heures.

La maladie commence le plus souvent par une bronchite
fébrile ou une broncho-pneumonie, développée spontanément
ou à la suite de la rougeole, de la coqueluche, de la grippe.
Mais, fait remarquable et propre à égarer le diagnostic,
tandis que l'infection bacillaire se développe et que l'état
général s'altère profondément, la fièvre tombe, la bronchite
s'atténue ou disparaît complètement et alors pendant un
temps plus ou moins long, qui varie de quelques mois à un
an, l'enfant présente une cachexie spéciale. Mais le mode de
début par bronchite ou broncho-pneumonie, bien mis en
lumière par Landouzy et Queyrat, n'est pas le seul. Dans
certains cas, le premier accident constaté est une diarrhée
fébrile, passagère ; dans d'autres enfin le début est insidieux
et n'est caractérisé par aucun accident aigu. Il est possible
que le mode de début bronchitique indique une contamination de l'enfant par les voies respiratoires et que le mode

de début diarrhéique indique une infection par les voies digestives ; cette hypothèse n'est pas contredite par la disparition rapide des accidents bronchitiques ou diarrhéiques, car nous savons aujourd'hui que le bacille de Koch peut traverser les muqueuses et pénétrer dans les lymphatiques sans laisser au niveau de la porte d'entrée une trace de son passage, sous forme de lésion tuberculeuse. Enfin, comme il semble bien établi maintenant qu'un certain nombre de tuberculoses infantiles ont une origine congénitale, il n'est pas impossible que, lorsque le début est latent, insidieux, l'enfant ait été contaminé pendant la vie intra-utérine.

Quoi qu'il en soit, il semble qu'après la contamination, le système frappé le premier et le plus constamment par l'infection bacillaire est le système lymphatique.

Dans ces cas de la tuberculose généralisée chronique nous avons constamment observé la présence de l'indican dans les urines.

2° *Tuberculose de la seconde enfance.* — Il s'agit là de tuberculoses localisées, la localisation se faisant aux poumons en général. Deux cas de tuberculose de l'articulation de la hanche et un cas de tuberculose miliaire ont été examinés également par nous.

L'examen presque quotidien de l'urine de ces enfants nous démontra toujours la présence de l'indican avec une coloration plus ou moins intense, et chez les enfants à fièvre hectique, l'abondance coïncidait avec l'élévation de la température (40°).

OBSERVATIONS

Obs. I. — *Rachitisme et tuberculose.*

Adrienne B..., âgée de 2 ans 1/2, entre à l'hôpital le 12 juin 1893;
salle Parrot, lit n° 19.

Antécédents héréditaires. — Père âgé de 32 ans bien portant;
mère âgée de 24 ans, a eu la fièvre typhoïde; depuis elle est bien portante.

Antécédents personnels. — Agée de 2 ans 1/2, née à terme, nourrie au sein en nourrice. Troubles digestifs graves pendant son allaitement. Première dent à 17 mois, a marché à 12 mois.

Maladie actuelle. — La fillette est maigre; on constate un gros
ventre; chapelet costal. Tuméfaction des épiphyses du radius. La rate
n'est pas grosse; foie normal. Fontanelles agrandies. Strabisme. Les
jambes contournées en S. *Examen de la malade.* On constate une micropolyadénie; à la percussion de la submatité en arrière aux sommets des
deux poumons; en avant, au-dessous des deux clavicules, de la matité.

A l'auscultation on constate un souffle au-dessous de la clavicule
roite; en avant, des râles sous-crépitants; du côté du poumon gauche,
on constate quelques râles sous-crépitants en avant.

*Les 21 analyses d'urine ont constamment présenté de l'indi-
can.*

Du 17 août au 11 septembre la coloration de l'indican dans l'urine était
ntense.

Autopsie. — Les plèvres présentent de fausses membranes épaissies,
adhérentes aux parois thoraciques. Les deux poumons présentent des noyaux
tuberculeux disséminés sur tous les poumons. Au sommet du poumon
droit, on remarque une grosse caverne; plus bas, deux ou trois plus
petites. Le poumon gauche présente quelques petites cavernes.

Le foie est gros, présente des granulations grises, il adhère au dia-
phragme. La rate est grosse, présente des granulations grises. Les ganglions mésentériques sont gros et caséifiés.

Obs. II. — *Tuberculose miliaire.*

Louis G..., âgé de 8 ans, entre à l'hôpital le 18 septembre 1893, salle Bouchut, lit n° 23.

Antécédents héréditaires. — Père âgé de 40 ans, bien portant ; mère âgée de 31 ans, bien portante ; elle a eu cinq enfants et une fausse couche. Les trois enfants sont bien portants, le dernier tousse toujours.

Antécédents personnels. — Né à terme ; nourri au sein par la mère à Paris. Première dent à deux ans ; il a commencé à marcher à 2 ans 1/2.

Il a eu la rougeole à l'âge de 8 mois. Au mois de mai, cette année, a eu une bronchite aiguë et depuis il est toujours malade.

Début de la maladie. — Il y a six jours l'enfant a été pris de fièvre ; se plaint de maux de tête, n'a pas d'appétit, est constipé et a beaucoup maigri en quelques jours. *A l'examen du malade* on constate qu'il est maigre, déprimé ; les yeux toujours fermés ; la bouche ouverte ; se tient accroupi ; respire difficilement ; présente une hyperesthésie générale du corps ; se plaint de points de côté ; tousse rarement.

A la percussion on ne constate rien d'anormal.

A l'auscultation on constate des râles bronchiques disséminés des deux côtés.

Le foie est un peu volumineux ; la rate est grosse.

La fièvre persiste toujours entre 38° le matin et 39 à 40° le soir.

Depuis le 27 septembre s'accusent les symptômes méningitiques ; le 5 octobre l'enfant meurt.

Les 14 observations d'urine ont toujours démontré la présence de l'indican.

Du 18 septembre au 3 octobre la coloration de l'indican dans l'urine était intense.

AUTOPSIE. — Granulations grises disséminées aux deux poumons ; la muqueuse bronchique est rouge, hyperhémiée et présente aussi des granulations. Les ganglions bronchiques sont gros, caséeux. Le foie est augmenté de volume, rouge, présente des granulations grises. Les reins, la rate, le péritoine et les méninges présentent des granulations grises.

Obs. III. — *Empyème; tuberculose généralisée chronique.*

Raymond F..., âgé de 2 ans, entre à l'hôpital le 15 mai 1893, salle Bouchut, lit n° 20.

Antécédents héréditaires. — Père bien portant ; mère bien portante. Deux enfants bien portants; le troisième est sujet à des maux de gorge.

Antécédents personnels. — Né à terme. Nourri au sein pendant une année. Première dent à 7 mois; il a marché à 15 mois. Il n'a pas eu la rougeole. Il a eu la diarrhée verte, pendant deux mois, l'hiver dernier.

Maladie actuelle. — Depuis un mois l'enfant avait beaucoup de fièvre; la respiration difficile; on l'amène à l'hôpital, où il était dans le service de M. J. Simon, salle Blache; on constate une pleurésie, on lui fait la ponction. Après 10 jours de traitement l'enfant fut sorti.

Depuis le mercredi dernier il présente un état cachectique, fièvre. A la percussion, matité de tout le côté gauche du poumon. A l'auscultation, la respiration est presque nulle; au sommet du poumon quelques râles sous-crépitants. On lui fait l'opération d'empyème; on fait sortir du liquide purulent (1/2 litre).

L'état du petit malade s'aggrave de plus en plus, il maigrit, présente encore quelques abcès au cou; des eschares dans la région lombaire.

Depuis le 17 août on constate à la percussion matité du côté gauche; le timbre de pot fêlé en avant et en dessous de la clavicule gauche. Du côté droit le thorax, ni à l'auscultation ni à la percussion, ne dénote rien d'anormal.

La rate est grosse; le fois est gros. L'enfant présente de la micropolyadénie.

Les 17 analyses d'urine ont démontré 7 fois une quantité intense de l'indican; une fois très intense; 4 fois moyenne; et une fois une quantité faible.

Du 22 août au 27 août la coloration était intense; le 28, moyenne; le 29, intense; le 30, faible; le 31, intense. Du 1er septembre au 4 septembre la coloration était moyenne; du 4 septembre au 8 septembre, trace, et du 8 septembre au 10 la coloration était intense.

Autopsie. — En détachant le sternum, on constate les adhérences du poumon gauche très fortes aux parois costales, ainsi qu'au péricarde. Les plèvres costale et pulmonaire sont très épaissies, recouverte des fausses membranes. Au sommet du poumon gauche on constate une cavité de la grandeur d'une pièce de 5 francs, tapissée par une fausse membrane, contenant de la matière caséeuse et des granulations tuberculeuses.

Le poumon gauche est volumineux, il tombe au fond du vase; d'une coloration grisâtre; la consistance est dure. En l'incisant, le poumon crie sous le couteau; il est farci de tubercules; il y a en même temps de la pneumonie grise interstitielle.

Le poumon droit est d'un volume normal, ne présente pas d'adhérences; surnage à la surface de l'eau; en l'incisant, il présente une hyperhémie généralisée; quelques granulations tuberculeuses.

Les ganglions bronchiques sont augmentés de volume, sont caséifiés.

Le foie est augmenté de volume; présente quelques granulations tuberculeuses.

La rate et les reins sont augmentés de volume, présentent quelques granulations grises.

OBS. IV. — *Tuberculose; pleurésie purulente.*

Pierre P..., âgé de 4 ans 1/2, entre à l'hôpital le 25 septembre 1893 salle Bouchut, lit n° 18.

Antécédents héréditaires. — Père bien portant. Mère souffrante, tousse toujours.

Antécédents personnels. — Né à terme; nourri au sein; sevré à un an; dentition normale; marche normale.

Depuis quelque temps l'enfant a commencé à tousser; il avait de la diarrhée très rebelle; l'oppression; la fièvre; il est très cachectique.

A la percussion, matité du côté gauche du poumon; à l'auscultation, des râles disséminés des deux côtés; la respiration presque abolie du côté gauche.

L'enfant se cachectise de plus en plus et depuis une huitaine de jours présente la gangrène de la bouche.

Enfin il meurt le 13 octobre.

Les 13 analyses d'urine ont toujours décelé la présence de l'indican. Ainsi :

Du 25 septembre au 29 la coloration est intense; le 30 septembre, moyenne; du 1er octobre au 3, intense; le 3, moyenne; le 7, traces; le 8, moyenne; le 9, intense; le 10 septembre, très intense.

AUTOPSIE. — Des noyaux tuberculeux aux deux poumons; une quantité moyenne de pus dans la cavité de la plèvre gauche; la plèvre très épaissie et adhérente aux parois costales.

La rate présente quelques granulations grises.

OBS. V. — *Sarcome encéphaloïde du rein; adénopathie bronchique tuberculeuse.*

Hermence J..., âgée de 4 ans 1/2, entrée à l'hôpital le 22 août, dans la salle Parrot; lit n° 2.

Antécédents héréditaires. — Père âgé de 30 ans, tuberculeux, mère 20 ans, bien portante; une fausse couche l'année dernière.

Antécédents personnels. — Née à terme; nourrie au biberon. Elle n'a pas eu la rougeole. Elle a eu la fièvre typhoïde à l'âge de 3 ans.

Maladie actuelle. — L'enfant est très cachectique, présente un gros ventre ; elle est constipée ; elle a eu quelques vomissements.

A l'examen de la malade, on constate un gros ventre ; ombilic saillant entouré d'un liséré rougeâtre. A la palpation la surface de l'abdomen est partout égale, lisse, consistante, molle et uniforme ; point d'ascite ; le ventre est mat à la percussion ; on dessine une tumeur qui a l'aspect de provenir du rein droit, car la tumeur se prolonge, tombe dans le flanc droit. A la ponction on retire un liquide colloïde, jaune visqueux.

A la percussion du thorax on trouve une submatité intra-scapulaire ; à l'auscultation la respiration en arrière est un peu rude.

De 19 analyses urinaires on a trouvé 2 fois une quantité moyenne d'indican ; 5 fois des traces et 12 fois une quantité intense.

Le 23 août, coloration très intense ; le 25, moyenne ; le 26, intense ; le 27, très intense jusqu'au 11 septembre ; le 14 septembre, moyenne jusqu'au 30 septembre.

Autopsie. — En ouvrant l'abdomen on observe une énorme tumeur d'une grandeur de tête d'adulte, soulève le foie, ne présente aucune adhérence ; mais on voit qu'elle émerge du rein droit et cela de sa partie supérieure.

Les ganglions bronchiques sont augmentés de volume et sont caséeux. Le poumon droit présente quelques granulations tuberculeuses.

Obs. VI. — *Coxalgie.*

Juliette B..., âgée de 8 ans 1/2, entrée à l'hôpital le 25 septembre 1893, salle Parrot, lit n° 18.

Antécédents héréditaires. — Père âgé de 38 ans, tuberculeux ; mère âgée de 32 ans, bien portante. Pas d'autres enfants.

Antécédents personnels. — Nourrie au sein. Rougeole à 4 ans.

Début de la maladie. — Souffre de la jambe gauche depuis l'âge de 4 ans ; il y avait des moments où elle boitait, et puis depuis quelque temps elle souffre beaucoup et ne peut pas marcher. Depuis le mois de février dernier, elle est restée couchée. Elle ne peut pas s'appuyer sur la jambe gauche. Tous les deux ou trois jours elle a de vives douleurs dans le membre inférieur gauche surtout dans la cuisse, dans le genou et la région lombaire.

A l'examen de la malade on constate la coxalgie du membre gauche ; allongement apparent ; rotation en dehors et abduction ; ensellure, inclinaison du bassin ; abaissement du côté gauche.

De 15 examens de l'urine on a observé 4 fois une quantité moyenne ; une fois trace et 10 fois une quantité intense.

Du 25 septembre au 1ᵉʳ octobre la coloration était intense ; le 2 octobre, moyenne ; le 3, traces ; le 4, intense.

Du 5 octobre au 9 octobre la coloration était moyenne ; le 10, intense.

Obs. VII. — *Broncho-pneumonie. Coqueluche.*

Eugénie H..., âgée de 7 ans 1/2, entrée à l'hôpital le 28 août 1893, salle, Parrot, lit nᵒ 20.

Antécédents héréditaires. — Père âgé de 32 ans ; mère âgée de 29 ans. Une fausse couche. Le second enfant mort à l'âge de deux mois.

Antécédents personnels. — Nourrie au sein jusqu'à 6 mois. A l'âge d'un an elle a eu la fièvre, la diarrhée ayant duré trois semaines. Elle a eu la rougeole à 3 ans ; elle a un rhume depuis un mois.

Depuis 10 jours fièvre, toux par quintes. Vomissements causés par la toux chaque fois qu'elle prend quelque chose. Elle crache beaucoup ; accuse des maux de tête ; se plaint de partout.

Le 28 août on constate l'ulcération du frein de la langue. A l'auscultation, des râles humides disséminés partout. Les quatre analyses d'urine ont démontré la quantité très intense de l'indican.

Du 28 au 31 août la coloration était intense.

Obs. VIII. — *Broncho-pneumonie ; tuberculose chronique.*

C. A..., âgé de 2 ans 1/2, est entré à l'hôpital le 7 août 1893, salle Bouchut lit, nᵒ 1.

Antécédents héréditaires. — Père et mère bien portants.

Antécédents personnels. — Né à terme ; nourri au biberon. Dentition normale. Il a eu la rougeole il y a deux mois, puis une bronchite, et à la suite de cela les quintes de la toux coqueluchoïde se sont déclarées, se répétant à peu près toutes les heures. L'enfant refuse toute nourriture. Fièvre la nuit par intermittences. Cet état dure depuis deux mois. A l'auscultation on constate des râles bronchiques, sibilants et ronflants. Au sommet du poumon droit la respiration est rude, presque soufflante.

Les autres organes n'ont rien d'anormal.

L'enfant est très cachectique, il meurt.

La coloration de l'indican dans l'urine du 17 au 21 août est très intense ; le 21, moyenne ; du 23 août au 31, intense.

Obs. IX. — *Néphrite ; tuberculose.*

Marcel J..., âgé de 2 ans, entré à l'hôpital le 7 août 1892, salle Bouchut, lit nᵒ 24.

Antécédents héréditaires. — Père bien portaut. La mère crache du sang.

Antécédents personnels. — Né à terme ; élevé au sein par la mère à Paris ; sevré à 18 mois. Il y a deux mois qu'il a commencé à marcher. Il n'a pas eu la rougeole.

Début de la maladie. Il y a trois semaines, il avait la scarlatine, et depuis il n'est pas bien. Il tousse, il dépérit, il n'a point d'appétit, il a de la fièvre. Il y a un peu d'albumine dans l'urine, de l'œdème de la face et des jambes. En l'examinant il présente de la micropolyadénie. Les épiphyses sont hypertrophiées, le ventre est gros.

A la percussion, on trouve de la matité au-dessous de la clavicule gauche ; du souffle intense et quelques râles. Sur 23 analyses d'urine on a constaté 24 fois une grande quantité ; 4 fois une quantité moyenne et 4 fois une trace seulement.

Du 19 août au 28 la coloration de l'urine par l'indican était intense ; le 28, traces ; le 31 août, moyenne ; du 1er septembre au 20, intense ; du 20 au 23, moyenne ; du 23 au 25 septembre, traces.

Obs. X. — *Tuberculose généralisée, chronique.*

Georges G..., âgé de 1 an, entré à l'hôpital le 21 août, salle Bouchut, lit n° 16.

Antécédents héréditaires. — Père et mère bien portants, 7 enfants, dont trois morts de coqueluche ou de rougeole.

Antécédents personnels. — Né à terme ; nourri au sein. Il a eu la coqueluche.

L'enfant est pâle, très cachectique, présente la micropolyadénie ; le foie est gros, la rate grosse ; il est apyrétique ; vorace ; il est habituellement constipé, mais, il y a 15 jours, il a eu la diarrhée comme complication dans le cours de la tuberculose. La percussion ne dénote rien d'anormal.

A l'auscultation on perçoit des râles bronchitiques disséminés partout.

Sur 41 examens d'urine, l'indican était 15 fois en grande quantité ; 11 fois en quantité moyenne ; 14 fois à l'état de trace ou en très faible quantité.

Du 21 août au 8 septembre la coloration était intense ; le 9 septembre, trace ; le 11, coloration moyenne ; du 12 au 17, trace ; du 18 au 20, coloration moyenne ; le 20, traces jusqu'au 26 septembre jour où la coloration était moyenne ; le 27, intense ; le 29, moyenne ; le 30, trace ; du 1er octobre au 3, intense ; du 3, moyenne ; le 7, trace ; le 8 moyenne ; du 9 au 12 octobre, intense ; du 17 au 16, moyenne.

D.

Obs. XI. — *Rachitisme. Tuberculose.*

Paul R..., âgé de 2 ans 1/2, entré à l'hôpital le 19 août, salle Bouchut, lit n° 3.

Antécédents héréditaires. —Père tuberculeux ; mère bien portante, quatres enfants, dont deux sont morts : l'un de tuberculose pulmonaire et l'autre de méningite.

Antécédents personnels. —Né à terme ; nourri au sein jusqu'à 7 mois par la mère ; dentition un peu retardée. Il a commencé à marcher à 15 mois. Quelque temps après il ne marchait plus. Aucune maladie sauf la diarrhée qui a duré un certain temps.

A l'examen de l'enfant on constate la tête grosse, les fontanelles élargies ; les épiphyses sont tuméfiées. Il y a de la déviation de la colonne vertébrale ; le ventre est gros.

A la région sous-maxillaire on remarque une cicatrice provenant d'une adénite tuberculeuse. L'enfant présente de la micropolyadénie ; la rate est grosse, le foie gros.

A l'auscultation on ne trouve rien de particulier.

Les 9 analyses d'urine ont décelé la présence en grande quantité de l'indican.

Du 17 au 28 avril la coloration était intense.

Obs. XII. — *Tuberculose.*

Emile B..., âgé de 2 ans 1/2, entré à l'hôpital le 4 août 1893, salle Bouchu, lit n° 17.

Antécédents héréditaires. — Père souffre d'une bronchite chronique ; mère bien portante. Cinq enfants dont deux sont morts ; le troisième est né mort. Les deux autres sont bien portants.

Antécédents personnels. — Né à terme ; élevé au biberon à la campagne. A eu sa première dent à 4 mois ; il a commencé à marcher à 17 mois.

Il a eu toujours des troubles gastro-intestinaux ; et il a été toujours faible, chétif.

Il y a trois semaines il a eu la rougeole, et à la suite de celle-ci, il tousse, il ne peut pas se remettre ; il tousse par quintes. Il a de la fièvre, de la micropolyadénie ; la rate grosse ; le foie gros. A la percussion on constate de la submatité en arrière dans la fosse sous-épineuse gauche. A l'auscultation la respiration est un peu rude en arrière.

Sur 27 analyses urinaires nous avons constaté 18 fois une grande quantité d'indican ; 5 fois une quantité moyenne, et 2 fois une quantité faible.

Du 17 au 28 août la coloration était intense ; du 29 août au 1er septembre moyenne ; du 1er au 4 septembre, intense ; le 5 septembre, moyenne ; du 6 au 8, traces ; le 8, très intense ; du 9 au 17 septembre, moyenne.

OBS. XIII. — *Tuberculose pulmonaire.*

Gustave R..., âgé de 7 ans, entré à l'hôpital le 11 septembre, dans la salle Bouchut, lit n° 22.

Antécédents héréditaires. — Père, 41 ans ; tousse toujours ; paraît être tuberculeux ; la mère âgée de 40 ans ; 6 enfants dont un est mort de méningite, et l'autre d'une angine.

Une fausse couche de 5 mois.

Antécédents personnels. — Né à terme ; nourri au sein par la mère à Paris jusqu'à l'âge de 18 mois. Dentition normale, il a commencé à marcher à 13 mois.

Il a eu la rougeole à 2 ans 1/2 et la coqueluche un peu plus tard.

Début de la maladie. — Depuis six semaines l'enfant est malade ; il est d'abord soigné pour une fièvre typhoïde. La fièvre oscille entre 38°, 39° et 40° ; tousse beaucoup, il a eu du délire ; il vomit ; point d'appétit. A l'inspection l'enfant est pâle, maigre.

A la percussion on constate de la matité du sommet gauche du poumon ; à l'auscultation, des craquements humides et un souffle.

Sur 15 analyses pendant 190 jours on a toujours constaté une grande quantité d'indican. Deux fois une quantité moyenne.

Du 11 septembre au 13, coloration intense ; le 14, moyenne ; le 15, intense ; du 16 au 29, coloration moyenne.

OBS. XIV. — *Adénopathie trachéo-bronchique tuberculeuse.*

Henri F..., âgé de 8 ans 1/2 ; entré le 21 août 1893, salle Bouchut, lit n° 21.

Antécédents héréditaires. — Père bien portant ; mère a très souvent des migraines, 6 enfants nés à terme ; deux fausses couches. Les deux derniers enfants sont morts à la suite de convulsions.

Antécédents personnels. — Né à terme, élevé au sein par la mère à Paris ; dentition normale ; a marché à 2 ans.

A l'âge de 7 semaines, il a été atteint d'une broncho-pneumonie. A 6 mois, il a eu la coqueluche, qui a duré quelque temps. A 3 ans il a eu la rougeole.

Pas de diarrhée, pas de vomissements.

Depuis un mois, l'enfant est moins gai, il est devenu maussade ; point d'appétit. Il est toujours dans un état fébrile, il souffre assez souvent de la tête. Depuis quelques jours, il est plus mal, et il vomit.

A la percussion on trouve de la matité en avant au-dessous de la clavicule gauche, et en arrière aussi au niveau des ganglions trachéo-bronchiques.

A l'auscultation la respiration est soufflante et rude, surtout à l'inspiration en arrière, et en avant la respiration est plus rude.

Sur 7 analyses on a constaté 4 fois une grande quantité d'indican et 3 fois une faible quantité.

Le 22 août, coloration intense ; le 23, faible jusqu'au 25 ; le 25 septembre, coloration intense jusqu'au 28.

OBS. XV. — *Micropolyadénie tuberculeuse généralisée chronique.*

Armand M..., âgé de 17 mois, entré le 5 août 1892, salle Bouchut, lit n° 9.

Antécédents héréditaires. — Parents bien portants.

Antécédents personnels. — Né à terme ; nourri au biberon. Depuis 15 jours il a eu de la diarrhée très fréquente ; de la toux sèche et de la fièvre. En l'examinant, on a constaté de la bronchite généralisée ; de la micropolyadénopathie.

Le 19 août, on a trouvé de la respiration soufflante au niveau de l'espace interscapulaire, et un petit abcès au cou.

Depuis le 15 septembre, l'enfant se porte beaucoup mieux ; il commence à augmenter de poids.

Sur 45 analyses d'urine nous avons trouvé 15 fois une grande quantité ; 11 fois une quantité moyenne ; 16 fois une trace.

Le 17 août, coloration d'indican moyenne ; le 18 et le 19, intense ; le 20, moyenne ; le 21, intense ; le 22, faible ; le 23, traces ; le 24, intense ; du 25 au 26, traces ; le 27, intense ; du 28 au 30, moyenne ; le 31, intense ; le 1er septembre, moyenne ; du 2 au 6, intense ; du 7 au 9, moyenne ; du 10 au 12, intense ; du 13 au 29, traces ; le 29, intense ; Le 1er octobre, traces ; le 2, moyenne ; du 3 au 9, intense ; du 9 au 12, intense ; le 12, moyenne ; du 13 au 16, moyenne.

OBS. XVI. — *Micropolyadénie. Broncho-pneumonie.*

Edouard B..., âgé de 4 ans, entré à l'hôpital le 13 septembre 1893, salle Bouchut, lit n° 13.

Antécédents héréditaires. — Père tousse toujours ; la mère malade, atteinte d'une bronchite chronique. Deux enfants, dont un est venu avant terme.

Antécédents personnels. — Élevé au biberon, avait toujours la diarrhée, et a eu la rougeole il y a trois mois avec une bronchite comme complication.

Début de la maladie. — Depuis la rougeole il n'était jamais bien.

Depuis une huitaine de jours il se plaint de points de côté ; respire péniblement ; tousse de même. Point d'appétit, un peu de diarrhée, maux de tête ; fièvre.

A la percussion on constate de la matité du sommet droit ; des râles crépitants ; à la base des râles sous-crépitants, et un souffle bronchique. Micropolyadénie.

Sur 11 analyses on a trouvé deux fois une quantité moyenne et 9 fois une grande quantité.

Le 14 septembre, coloration intense ; le 16, moyenne ; du 18 au 19, intense ; du 20 au 23, moyenne ; du 27 au 30, intense.

OBS. XVII. — *Rachitisme. Micropolyadénie.*

. Georges S..., âgé de 3 ans 1/2, entré à l'hôpital le 11 septembre, salle Bouchut, n° 14.

Antécédents héréditaires. — Nuls.

Antécédents personnels. — Nourri au sein ; ophtalmie à la naissance ; développement retardé.

L'enfant est rachitique, présente la tête grosse ; le thorax présente le chapelet costal ; les mains sont contournées ; les épiphyses sont hypertrophiées ; le ventre est gros ; les jambes contournées. Micropolyadénie ; la rate grosse, le foie gros.

Sur 13 analyses de l'urine, on trouve 7 fois une grande quantité ; 6 fois une quantité moyenne, et une fois une trace.

Du 12 au 16 septembre, coloration intense ; le 16, moyenne ; le 22, traces ; du 24 au 28, moyenne ; du 28 au 30, intense.

OBS. XVIII. — *Adénopathie bronchique. Otorrhée purulente*

Angélina S..., âgée de 3 ans 1/2 ; entrée à l'hôpital le 4 septembre 1893, salle Parrot, lit n° 14.

Antécédents héréditaires. — Père mort à 20 ans de tuberculose. Mère âgée de 20 ans.

Antécédents personnels. — Née à terme ; élevée régulièrement au biberon. Gros ventre ; bronchite à 1 an. Elle a eu la rougeole ; broncho-pneumonie. A la fin de la rougeole elle a eu des convulsions trois fois dans une seule matinée.

A 6 mois, écoulement de l'oreille qui a duré jusqu'à présent. Au commencement du mois de juillet dernier, peu après la rougeole, elle commence à saigner de l'oreille droite. Le sang vient davantage quand elle pousse des cris. Elle tousse un peu.

A la percussion on trouve de la submatité du sommet droit. A l'auscultation des bases, on trouve des râles bronchiques disséminés.

A l'examen des ganglions, on trouve la micropolyadénie.

Les 4 examens de l'urine ont donné toujours la réaction intense de l'indican.

Du 5 au 8 septembre, coloration intense.

OBS. XIX. — *Pneumonie tuberculeuse (?)*.

Alfred L. . âgé de 3 ans, entré à l'hôpital le 20 août, salle Bouchut, lit n° 7.

Antécédents héréditaires. — Mère atteinte de tuberculose ; père bien portant.

Antécédents personnels. — Nourri au sein pendant quatre mois, puis au biberon jusqu'à deux ans. Il a eu très souvent des diarrhées.

Il a eu la rougeole ; une pneumonie il y a quelques mois. Il a eu la coqueluche.

Depuis 10 jours il tousse, il n'a point d'appétit ; fièvre dans la journée ; céphalalgie, insomnie, diarrhée.

A la percussion, matité du côté gauche ; à l'auscultation, des râles crépitants qui viennent par bouffées dans la région sous-claviculaire ; la respiration est soufflante.

Sur 9 analyses d'urine on a constaté quatre fois une grande quantité d'indican ; trois fois une trace, et une fois l'indican a manqué.

Le 22 août, aucune coloration ; du 23 au 28 août, coloration intense ; le 28, coloration moyenne jusqu'au 31. Le 1er septembre, trace ; le 2, coloration moyenne.

OBS. XX. — *Micropolyadénie tuberculeuse*.

Clémence O..., âgée de 2 ans 1/2, entrée à l'hôpital le 4 octobre 1893, salle Parrot, lit n° 8.

Antécédents héréditaires. — Père mort de tuberculose pulmonaire ; mère bien portante, a eu quatre enfants, dont le troisième est mort d'une tumeur blanche du genou.

Antécédents personnels. — Nourrie au sein par la mère jusqu'à l'âge de 20 mois. Ne marche pas encore.

Tousse depuis un an. A eu la rougeole il y a deux mois et continue toujours à tousser.

Elle a de la micropolyadénie.

A la percussion, matité dans l'espace interscapulaire, surtout du côté gauche. Rien à l'auscultation.

Les 3 analyses des urines ont démontré toujours l'existence d'indican.

Du 6 au 9 octobre, coloration intense.

OBS. XXI. — *Coxalgie.*

Le nommé Hubert L..., âgé de 5 ans, entre à l'hôpital au mois de juin, dans la salle Blache.

Point d'antécédents héréditaires ni personnels.

L'enfant est pâle, maigre, atteint de coxalgie du membre gauche.

Les 6 analyses d'urine ont démontré toujours l'existence de l'indican.

OBS. XXII. — *Adénopathie trachéo-bronchique tuberculeuse.*

Henri C..., âgé de 5 ans, entre à l'hôpital, salle Blache, lit n° 3.

Point d'antécédents héréditaires ni personnels.

L'enfant est maigre, pâle; présente de la micropolyadénie.

A la percussion, matité du sommet droit du poumon. A l'auscultation la respiration est soufflante en arrière, rude en avant au-dessous de la clavicule droite.

Les 7 analyses d'urine ont démontré l'existence de l'indican.

OBS. XXIII. — *Mycropolyadénie. Diarrhée.*

Joséphine B..., âgée de 18 mois, entrée à l'hôpital le 17 octobre, salle Parrot, lit n° 10.

Point d'antécédents héréditaires ni personnels.

L'enfant présente de la micropolyadénie; elle a de la diarrhée. Rien à l'auscultation; à la percussion, légère submatité interscapulaire.

Les 6 examens d'urine démontrent la présence d'indican.

OBS. XXIV. — *Mal de Pott cervico-dorsal.*

Blanche B..., âgée de 2 ans 1/2, entre à l'hôpital le 15 octobre, salle Perrot, lit n° 17.

Antécédents héréditaires. — Père âgé de 29 ans, souffre d'un àsthme. Mère âgée de 20 ans, souffre de la conjonctivite chronique. Elle a eu 7 enfants, dont les quatre premiers sont morts de diarrhée.

Antécédents personnels. — Nourrie au biberon. Gros ventre. L'enfant n'a jamais marché ; la mère ne s'est aperçue que depuis deux mois que la tête de l'enfant rentrait entre les deux épaules.

En examinant l'enfant, on constate l'affaissement des deux vertèbres : la septième cervicale et la première dorsale.

Au poumon : rien à la percussion, rien à l'auscultation.

Les 6 examens de l'urine ont toujours démontré l'existence de l'indican.

Du 17 au 22 octobre, coloration intense.

OBS. XXV. — *Pleurésie purulente. Tuberculose.*

Raphaël G..., âgé de 6 ans, entre à l'hôpital au mois de juin, dans la salle Blache, lit nº 6.

Point d'antécédents héréditaires ni personnels.

L'enfant est cachectique, pâle ; thorax asymétrique, présente une atrophie du côté gauche. Dans le cinquième espace intercostal à gauche, on constate une fistule, par laquelle s'écoule du pus.

Les ganglions du cou, des aines et des aisselles sont hypertrophiés et durs.

A la percussion du thorax, on constate de la matité de tout le côté gauche. A l'auscultation, la respiration est très faible ; il y a des râles sous-crépitants au sommet gauche du poumon. L'expiration est rude ; l'inspiration est faible.

Les 7 examens de l'urine ont démontré l'existence d'indican.

OBS. XXVI. — *Bronchite tuberculeuse.*

Juliette L..., âgée de 4 ans 1/2, entrée à l'hôpital le 25 septembre 1893, salle Parrot, lit nº 15.

Antécédents héréditaires. — Père âgé de 36 ans, tuberculeux ; mère âgée de 26 ans, a eu deux enfants : l'un est bien portant et l'autre est à l'hôpital.

Antécédents personnels. — Nourrie au verre. Incontinence d'urine nocturne et diurne quelquefois.

Il y a deux mois, elle a eu la rougeole, et puis comme complication de celle-ci est survenue une broncho-pneumonie. Depuis elle tousse et vomit souvent même en dehors des repas.

Fréquentes poussées de diarrhée. Pas de fièvre. Le ventre est un peu volumineux. Dans les aines les ganglions sont hypertrophiés.

A la percussion on trouve de la submatité en avant et en arrière, au sommet gauche du poumon.

A l'auscultation quelques râles bronchiques.

Les 6 examens de l'urine ont démontré toujours l'existence d'indican.

Du 26 septembre au 3 octobre, coloration intense.

Obs. XXVII. — *Tuberculose généralisée chronique.*

Émile M..., âgé de 22 mois ; entré à l'hôpital le 9 octobre 1893, salle Bouchut, lit n° 24.

Antécédents héréditaires. — Père bien portant ; mère bien portante : cinq enfants. Le premier est mort à cinq semaines, les autres se portent bien. En ce moment un de ses frères à la variole.

Antécédents personnels. — Venu à terme ; élevé au sein par sa mère. Dentition normale. Marche à 18 mois.

L'enfant s'est très bien porté jusqu'à présent ; il y a 15 jours, il a eu la fièvre, une respiration sifflante, il est oppressé.

A l'examen de l'enfant, on constate de la micropolyadénie, ganglions volumineux au cou. La rate est grosse.

A la percussion, matité intrascapulaire plutôt à gauche.

A l'auscultation du sommet gauche du poumon, on constate que la respiration est rude en arrière.

Les 9 analyses d'urine ont toujours démontré l'existence de l'indican sous une forte coloration bleue. .

Du 10 au 21 octobre, coloration intense.

Obs. XXVIII. — *Pneumonie tuberculeuse.*

Valentine B..., âgée de 9 ans 1/2 ; entrée à l'hôpital le 2 octobre 1892, salle Parrot, lit n° 13.

Antécédents héréditaires. — Père âgée de 46 ans, bien portant ; mère âgée de 40 ans, est morte de la tuberculose, il y a 4 ans. Cinq enfants, dont trois morts à 6 mois.

Antécédents personnels. — Élevée au sein, elle a été toujours malade, chétive. Partie à la campagne, il y a trois mois, elle est revenue il y a 15 jours avec de la toux, le ventre gros et douloureux.

A la percussion des poumons, on constate de la matité sous la clavicule gauche. A l'auscultation, des râles crépitants ; léger souffle.

La fièvre oscille toujours entre 38° et 40°.

Les 14 examens de l'urine ont toujours démontré la présence de l'indican. Au microscope les crachats contiennent de nombreux bacilles de Koch.

Du 2 au 21 octobre, coloration intense.

Obs. XXIX. — *Adénopathie trachéo-bronchique.*

Élisa D..., âgée de 6 ans; entrée à l'hôpital le 11 septembre 1893, salle Perrot, lit nº 1.

Antécédents héréditaires. — Père âgé de 36 ans, accuse toujours des maux de tête. Mère âgée de 32 ans, dyspeptique. Elle a fait une fausse couche, elle a actuellement 3 enfants vivants dont une fille de 9 ans atteinte du mal de Pott.

Antécédents personnels. — Mise en nourrice. Elle a un gros ventre. A eu la rougeole et la variole à 4 ans. Depuis 3 ans elle vomissait assez souvent, trois ou quatre fois par semaine.

Il y a un mois, elle a commencé à tousser; elle avait de la diarrhée 3-4 fois par jour.

A la percussion on constate de la matité au sommet gauche du poumon, au niveau de la bronche gauche.

A l'auscultation la respiration est faible sur tout le côté gauche du poumon; des râles sibilants et ronflants.

Les huit examens de l'urine ont démontré quatre fois une quantité moyenne de l'indican; deux fois une quantité intense et deux fois une trace seulement.

Le 12 septembre, trace; le 13 septembre, moyenne; le 14, trace; du 15 au 16, intense; du 17 au 19, moyenne.

Obs. XXX. — *Pleurésie.*

Hubert B..., âgé de 7 ans, entré à l'hôpital le 11 septembre, salle Bouchut, lit nº 7.

Antécédents héréditaires. — Père (?); mère bien portante, deux enfants.

Antécédents personnels. — Nourri ou sein; il a eu la rougeole et la diphtérie.

Il y a huit jours, il a eu un point de côté, de la fièvre, de la dyspnée; le frémissement thoracique est aboli du côté droit.

A la percussion, matité de ce côté. A l'auscultation la respiration est affaiblie; un souffle tubaire à la base, des frottements pleuraux.

Sur 7 analyses de l'urine on a constaté deux fois une quantité moyenne, et cinq fois une quantité intense.

Du 12 au 18 septembre, coloration intense; le 18, coloration moyenne; le 21, intense; le 23, moyenne.

Obs. XXXI. — *Diarrhée, bronchite.*

Camille S..., âgé de 25 mois, entre à l'hôpital le 2 octobre 1893, salle Bouchut, lit n° 5.

Antécédents héréditaires. — Père mort d'une attaque rhumatismale à 51 ans. Mère tousse toujours. Elle a eu 9 enfants, dont quatre sont morts. Un est mort de coxalgie, un autre d'une bronchite, le troisième de péritonite tuberculeuse et le quatrième du croup.

Antécédents personnels. — Né à terme, élevé au biberon, à la campagne. Dentition un peu retardée. Il a marché à 23 mois. Il a eu de la dysenterie, il y a deux mois. Depuis il est resté très affaibli et souffrant. Il tousse, a de la fièvre, est très abattu. A l'auscultation, on constate quelques râles bronchiques.

Les 6 examens de l'urine ont démontré la présence de l'indican.

Le 3 octobre, coloration intense. Du 5 au 12 octobre, moyenne; le 12, traces; le 14, traces.

Obs. XXXII. — *Diarrhée chronique.*

Louis M..., âgé de 2 ans et 1/2, entré à l'hôpital le 18 septembre 1893, dans la salle Bouchut, lit n° 20.

Antécédents héréditaires. — Père bien portant, mais cependant un peu faible de poitrine (?). Mère malade, tousse toujours.

Antécédents personnels. — N'est pas né à terme (8 mois); élevé au biberon. Dentition normale. Il a commencé à marcher à 17 mois.

Jusqu'à l'âge de 7 mois, l'enfant a été bien portant, mais depuis il souffrait toujours de la diarrhée et vomissements, et il avait toujours un peu de fièvre.

Il y a huit jours, l'enfant va plusieurs fois à la selle, et présente toujours un peu de fièvre (38°); tousse un peu.

A la percussion, submatité du côté gauche du poumon.

A l'auscultation, petits râles bronchiques disséminés partout.

Sur 8 examens de l'urine on constate la présence de l'indican deux fois en quantité intense; quatre fois moyenne et 2 fois une trace.

Du 19 au 21 septembre, coloration intense. Le 21, traces. Du 23 au 26, moyenne. Le 27, traces. Du 27 au 28, moyenne.

Obs. XXXIII. — *Diarrhée chronique tuberculeuse.*

Albert M..., âgé de 15 mois, entré à l'hôpital le 9 octobre 1893, salle Bouchut, n° 15.

Antécédents héréditaires. — Père bien portant mère bien portante.

A eu une fausse couche et deux enfants, dont l'un est bien portant et l'autre est ici à l'hôpital.

Antécédents personnels. — Né à terme; élevé au sein pendant treize mois. Première dent à 13 mois. Il ne marche pas encore.

L'hiver dernier, il a eu la coqueluche et la rougeole.

Depuis il est resté toujours un peu souffrant.

Depuis 15 jours, l'enfant est plus souffrant; il tousse béaucoup; il est oppressé; il a de la fièvre; il a eu des vomissements, de la diarrhée. Pas d'appétit; une soif exagérée. Il a beaucoup maigri.

Il a de la micropolyadénie, quelques signes de rachitisme; poignets gros; chapelet costal; gros ventre. A la percussion on trouve en arrière et en avant de la submatité. A l'auscultation on entend de la respiration soufflante.

Les 9 analyses d'urine ont toujours démontré l'existence de l'indican.

Du 10 au 13 octobre, coloration moyenne; du 13 au 14, intense; du 15 au 17, traces; le 17 octobre, moyenne; le 18, traces.

Obs. XXXIV. — *Fièvre typhoïde.*

Léonie A..., âgée de 14 ans 1/2, entrée à l'hôpital le 18 septembre 1893, dans la salle Parrot, lit n° 20.

Antécédents héréditaires. — Père 40 ans, bien portant; mère âgée de 35 ans, bien portante, 6 enfants vivants.

Antécédents personnels. — Nourrie au sein jusqu'à cinq mois, puis au biberon. Première dent à 8 mois.

Elle a eu la coqueluche à 18 mois, la rougeole à 9 ans.

Depuis 6 semaines, l'enfant a accusé des malaises, elle avait de la diarrhée, des frissons, rachialgie, céphalée, vomissements. Depuis, la diarrhée s'est accusée, des nausées surtout, douleurs au creux épigastrique. Elle accuse des douleurs du côté droit de l'abdomen. Le ventre est un peu ballonné. La rate grosse. Éruptions de taches rosées. Fièvre entre 39° et 40°.

A l'auscultation des poumons, on entend des râles sibilants et ronflants disséminés dans les bronches. Souffle systolique à la pointe du cœur.

Sur 15 examens de l'urine on a trouvé 4 fois une quantité abondante d'indican; 3 fois une quantité moyenne; de traces 8 fois et 9 fois pas du tout, depuis que la convalescence a commencé :

Le 18 septembre, la coloration de l'indican dans l'urine est faible; le 19, moyenne. Du 20 au 24 septembre, trace. Le 25, moyenne; 26, nulle; du 27 jusqu'au 3 octobre, intense. Le 3 octobre, traces jusqu'au 6. Le 6, moyenne jusqu'au 21 octobre.

Obs. XXXV. — *Tuberculose généralisée chronique.*

Georgette I..., âgée de 3 ans 1/2, entrée à l'hôpital le 16 février 1893, salle Parrot, lit n° 4.

Antécédents héréditaires. — Père rhumatisant, 32 ans. Mère âgée de 21 ans ; tousse quelquefois. Elle a eu deux enfants morts de méningite, et une fausse couche.

Antécédents personnels. — Née à terme; nourrie au sein par sa mère jusqu'à 14 mois. Elle a eu la rougeole à 2 ans 1/2.

Il y a deux mois elle a eu de la diarrhée durant 15 jours.

En examinant l'enfant, on trouve la mycropolyadénie généralisée, le foie gros.

A la percussion, on trouve de la matité interscapulaire.

A l'auscultation, des râles bronchiques disséminés. Elle a la toux coqueluchoïde. L'enfant est maigre, pâle, abattue.

Les cinq analyses d'urine ont démontré la présence de l'indican dans l'urine.

Du 17 au 21 octobre, coloration très intense.

Obs. XXXVI. — *Fièvre typhoïde.*

Joseph H..., âgé de 13 ans, entré à l'hôpital le 11 septembre 1893, salle Bouchut, lit n° 1.

Antécédents héréditaires. — Père mort à 27 ans (de maladie ignorée). Mère âgée de 35 ans, bien portante, a eu deux enfants dont un est bien portant.

Antécédents personnels. — Né à terme, nourri au sein par la mère à Paris jusqu'à l'âge d'un an; dentition normale. Il a marché à 11 mois. Il a eu la rougeole à 8 mois.

L'enfant est malade depuis huit jours ; il se plaint de maux de tête ; il a de la diarrhée, l'abdomen est douloureux. Il a eu de l'épistaxis; beaucoup de fièvre. Éruption de taches rosées.

A la percussion des poumons rien d'anormal. A l'auscultation, quelques râles de bronchite, disséminés.

Le 24 septembre subitement il est pris de frissons, de douleurs dans les articulations qui ne disparaissaient pas avec le salicylate de soude; mais s'amendent grâce à l'administration de l'antipyrine (3 gr.).

Depuis, l'enfant est mieux, il est convalescent.

Sur 28 examens de l'urine, 9 fois la quantité d'indican était abondante, c'était la période d'état ; pendant la période de déclin on ne trouve que des quantités moyennes ou des traces, et enfin depuis le 30 septembre, quand la convalescence a commencé, nous n'avons plus trouvé d'indican.

Du 12 au 27 septembre, coloration intense; du 28 au 30, moyenne; le 30, traces; du 1er au 21 octobre, nulle.

Obs. XXXVII. — *Fièvre typhoïde.*

Georges G..., âgé de 14 ans, entré à l'hôpital le (?) septembre, salle Bouchut, lit n° 4.

Antécédents héréditaires. — Père âgé de 43 ans, a une bronchite chronique. Mère bien portante, a eu 6 enfants. Deux morts d'une dysenterie; un autre est mort-né; les autres se portent bien.

Antécédents personnels. — Né à terme. Dentition normale: marche normale. Il a eu la rougeole à 2 ans et quelque temps après la scarlatine.

L'enfant a été soigné à l'hôpital un mois, pour de la néphrite. Depuis 4 semaines il souffre, il a de la fièvre, de l'épistaxis, des maux de tête, de la diarrhée, des vomissements. Il est très abattu. La rate est grosse.

Rien au cœur. Les analyses d'urine ont toujours donné la réaction de l'indican pendant la période d'état et rien pendant la convalescence.

Le 5 septembre, l'indican donnait une faible coloration, une trace; le 7, moyenne; du 8 au 12, intense; le 12, moyenne jusqu'au 18; le 18, traces; le 19, intense; le 20, traces; le 21, moyenne; le 22, intense; le 23, traces; du 25 au 27, moyenne; le 27, traces; le 28, intense; le 1er octobre, nulle; le 2, moyenne; du 3 au 9, nulle; le 9, moyenne; du 18 au 21, nulle.

Obs. XXXVIII. — *Fièvre typhoïde.*

M. N..., âgé de 5 ans, entré le 4 septembre 1893, salle Bouchut, lit n° 21.

Antécédents héréditaires. — Père âgé de 34 ans, dyspeptique; mère bien portante.

Antécédents personnels. — Né à terme; élevé au biberon à la campagne. Dentition normale. Il a eu la rougeole il y a 6 mois. Depuis lors il est resté souffrant, ne mange plus.

Il y a quelques jours il se plaint de maux de ventre et de tête.

La température est à 39°. L'abdomen est ballonné.

A la percussion, rien d'anormal.

A l'auscultation, de gros râles disséminés. L'enfant continue toujours à avoir un peu de fièvre, 39°, quoique tous les autres symptômes aient disparu et qu'on le considère comme convalescent.

L'urine contient toujours un peu d'indican.

Le 5 septembre, traces; le 7, moyenne. Du 8 au 12, coloration intense.

Le 13, moyenne ; le 14, intense. Du 17 au 20, moyenne ; du 20 au 23, traces ; le 22, intense; le 24, moyenne jusqu'au 25. Le 27, traces. Le 28, intense. Le 1er octobre, nulle jusqu'au 10. Le 19 octobre, coloration moyenne.

Obs. XXXIX. — *Chorée grave.*

Raoul Ch..., âgé de 14 ans ; entré le 17 août 1890, salle Bouchut, lit n° 2.

Antécédents héréditaires. — Père nerveux ; mère nerveuse. Elle a eu cinq enfants.

Antécédents personnels. — Il y a 2 ans il a eu une première attaque de chorée à la suite d'une frayeur (le maître d'école l'a battu). La seconde attaque s'est déclarée il y a 3 semaines ; l'enfant a eu des douleurs articulaires.

On l'amène à l'hôpital, il ne pouvait marcher, il roulait par terre ; les mouvements étaient très désordonnés ; il ne pouvait pas parler, avait de l'hyperesthésie généralisée ; les pupilles dilatées ; arythmie du cœur.

Après le traitement bien suivi de l'antipyrine (3 gr. par jour pendant 15 jours), l'enfant était plus tranquille, il commençait à parler. Et enfin après quelque temps, il guérit complètement.

Pendant toute la période de ces graves désordres, l'urine contenait beaucoup d'indican qui disparaît avec la maladie.

Le 19 août, traces. Du 20 au 25, coloration intense. Du 25 au 27, coloration moyenne ; le 17, intense ; le 28, moyenne ; 29, moyenne ; du 3 au 1er septembre, traces. Le 8 septembre, point; du 8 au 26 septembre, point.

Obs. XL. — *Chorée.*

Louise J..., 15 ans, entrée à l'hôpital le 16 août 1893, salle Parrot, lit n° 3.

Antécédents héréditaires. — Père, 73 ans, bien portant. Mère morte à 37 ans de phtisie galopante, elle avait la chorée étant enfant. Elle a eu 5 enfants dont un garçon est mort à 2 ou 3 jours ; deux filles mortes à 2 ans 1/2. Deux enfants vivants; une fille morte à 11 ans de pleurésie purulente.

Antécédents personnels. — Elle a eu la rougeole. A 6 ans elle est atteinte d'hémichorée légère gauche qui a duré 2 ans.

A l'âge de 12 ans elle était atteinte pour la seconde fois d'hémichorée gauche, elle était guérie en cinq semaines.

Il y a deux mois elle est atteinte de rhumatisme articulaire aigu généralisé ; elle entre à l'hôpital Tenon, reste là 15 jours ; sortie guérie après

— 48 —

8 jours, elle était atteinte d'hémichorée gauche légère ; elle est admise
à l'hôpital des Enfants Malades. Sortie guérie le 8 octobre.

L'examen de l'urine du 17 août au 7 octobre n'a jamais donné la réaction de l'indican.

21 examens de l'urine tous négatifs.

Obs. XLI. — *Chorée.*

Louis B..., âgé de 14 ans ; entré à l'hôpital le 9 octobre 1893, salle
Bouchut, lit n° 23.

Antécédents héréditaires. — Père bien portant. Mère bien portante ;
trois enfants se portent bien.

Antécédents personnels. — Venu à terme ; nourri au sein, dentition et marche normales.

Il a eu la rougeole à l'âge de 3 ans ; la scarlatine quelques mois
après.

Il s'est très bien porté jusqu'à l'année dernière, alors il a eu des douleurs articulaires siégeant au niveau de l'articulation du pied et du genou.
8 jours après il a commencé à faire des mouvements désordonnés dans le
membre supérieur gauche.

L'enfant a un très bon appétit, ne tousse pas. Il sort guéri le 7
novembre.

Du 10 au 29 octobre on n'a jamais observé d'indican de l'urine.

Obs. XLII. — *Chorée.*

Étienne V..., âgé de 10 ans 1/2, entre à l'hôpital le 4 septembre 1893,
salle Bouchut, lit n° 21.

Antécédents héréditaires. — Père bien portant, 48 ans.

Mère bien portante, 10 enfants, dont cinq sont morts. Deux de la
tuberculose ; le troisième mort de la fièvre typhoïde et le quatrième de
la méningite tuberculeuse.

Antécédents personnels. — Venu à terme ; nourri au sein par la
mère. Dentition et marche normales.

Il a eu la rougeole à l'âge de 4 ans.

Il y a un mois que la mère s'est aperçue des mouvements désordonnés
des membres supérieurs. Bon appétit ; point de troubles digestifs ; ne
tousse pas.

Il sort guéri le 28 septembre.

Du 20 au 27 septembre, on n'a jamais observé d'indican dans l'urine.

Obs. XLIII. — *Chlorose.*

Mathilde D..., âgée de 14 ans 1/2, entrée à l'hôpital le 5 juillet 1893, salle Parrot, lit n° 5.

Antécédents héréditaires. — Mère, 44 ans, bien portante. A eu trois enfants. Un mort de méningite à l'âge de 3 ans ; notre malade, et un garçon qui a eu la chorée à l'âge de 13 ans.

Père mort à la suite d'une maladie de cœur.

Antécédents personnels. — Née a terme. Nourrie au sein par la mère, a eu la rougeole à l'âge de deux ans.

Jusqu'à l'âge de 12 ans, elle était bien portante, mais toujours faible. La menstruation s'est établie à l'âge de 12 ans. Au commencement elle perdait beaucoup ; depuis huit mois les règles ont cessé.

La jeune fille est faible, point d'appétit, fatiguée, pâle, elle accuse des bourdonnements d'oreille ; et depuis huit jours elle ne peut plus marcher. Ne tousse pas.

Le 6 juillet. Poumons sains. Cœur, un souffle extra-cardiaque ; le bruit de diable.

La malade fournit tous les signes de la chlorose, maux de tête ; palpitation, essoufflement, crises gastriques.

Au commencement du mois d'août, elle était envoyée en convalescence et est rentrée à l'hôpital à la fin du même mois.

Le 30 septembre. La malade va beaucoup mieux ; on a suspendu protoxalate de fer pendant quelques jours.

Du 27 août au 5 octobre, point d'indican dans l'urine.

Obs. LXIV. — *Chorée.*

Édouard G..., âgé de 14 ans ; entré à l'hôpital le 2 octobre 1893, salle Bouchut, lit n° 19.

Antécédents héréditaires. — Père mort d'une maladie de poitrine, très nerveux. Mère un peu nerveuse ; un seul enfant.

Antécédents personnels. — Venu à terme ; nourri au sein ; dentition et marche normales.

L'enfant s'est toujours bien porté. Pas de rougeole. Depuis 15 jours, l'enfant a commencé à faire des mouvements désordonnés des membres inférieurs, surtout du côté gauche. Bon appétit, pas de fièvre, ne tousse pas.

Sorti guéri le 31 octobre.

Du 2 au 30 octobre, on n'a jamais observé l'indican dans l'urine.

De 10 examens de l'urine, aucun n'a donné réaction de l'indican.

Obs. XLV. — *Chorée*.

Fernand C..., âgé de 7 ans 1/2 ; entré le 14 août 1893, salle Bouchut, lit n° 23.

Antécédents héréditaires. — Père bien portant. Mère de même. Les 3 autres enfants bien portants. Pas d'antécédents nerveux.

Antécédents personnels. — Nourri au sein. Il n'a pas eu la rougeole.

Il y a un mois sans causes appréciables l'enfant a été pris de mouvements choréiques faibles du côté gauche. Sensibilité normale ; les réflexes normaux.

Sorti le 20 avril, bien portant.

4 analyses ont donné un résultat négatif.

Obs. XLVI. — *Chorée*.

Eugénie T..., âgée de 11 ans 1/2 ; entrée le 28 septembre 1893, salle Parrot, lit n° 19.

Antécédents héréditaires. — Père âgé de 38 ans, bien portant.

Mère âgée de 36 ans, journalière, bien portante. Elle a eu deux enfants bien portants.

Antécédents personnels. — Nourrie au sein. Elle a eu la rougeole à 3 ans 1/2.

Le 15 septembre, la mère s'aperçoit des premiers mouvements désordonnés, et l'enfant en même temps se plaignait de petites douleurs dans les jointures.

Le 27 septembre, chorée assez intense ; rien au cœur, pas de mouvements de la pupille.

Intellect semble un peu troublé ; difficulté à parler. Pas de troubles digestifs. Réflexes conservés.

Le 6 novembre, on constate une grande amélioration.

Du 28 au 30 septembre, la réaction de l'indican était intense ; depuis le 6 octobre jusqu'au 28, point d'indican dans l'urine.

12 examens de l'urine ont donné un résultat négatif.

Obs. XLVII. — *Hémichorée droite*.

Joséphine L..., âgée de 10 ans 1/2 ; entrée le 16 octobre 1893, salle Parrot, lit n° 2.

Antécédents héréditaires. — Père bien portant ; mère, 39 ans, souffre de métrite chronique. Elle a eu 6 enfants, dont le premier est mort à 2 mois, de choléra infantile ; le deuxième a 14 ans, est bien portant.

Le troisième est mort à 9 mois en nourrice ; le quatrième est mort à 2 mois en nourrice. Les deux autres sont bien portants.

Antécédents personnels. — Née à terme ; nourrie au sein à là campagne. Elle n'a pas eu la rougeole.

Il y a deux mois la mère s'est aperçue de mouvements désordonnés assez intenses.

Le 26 octobre, l'hémichorée est à peu près éteinte.

Le 31, l'enfant sort de l'hôpital.

Le 16 octobre, coloration intense ; le 17, moyenne. Du 18 au 25, la coloration ne s'observa plus.

De 8 examens de l'urine une fois la réaction était intense, une foi moyenne, et 6 fois une réaction négative.

Obs. XLVIII. — *Chorée.*

Pasquet L..., âgée de 13 ans, entrée le 2 octobre 1893, salle Parrot lit n° 23.

Antécédents héréditaires. — Père âgé de 44 ans, bien portant Mère, 41 ans, bien portante, a eu 6 enfants, dont deux morts à 6 mois.

Antécédents personnels. — Nourrie au sein.

Les mouvements désordonnés se sont manifestés il y a deux mois, toujours plus forts à gauche, et vont toujours en augmentant.

Depuis une dizaine de jours, on remarque une faiblesse du côté gauche, embarras de parole. Pas de troubles digestifs. Pas de toux. Pas de signes d'hystérie, rien au cœur. L'état mental semble un peu plus altéré les jours précédents.

Le 26 octobre, on remarque une amélioration, elle marche sans trébuchement.

Le 6 et le 10 novembre, amélioration notable.

Du 2 au 29 octobre l'indican n'a donné aucune réaction dans l'urine.

Obs. XLIX. — *Ivresse.*

H..., Joseph, entré à l'hôpital le 12 septembre ; on l'a trouvé ivre sur la route. Pendant 5 jours de son séjour à l'hôpital, l'examen de l'urine n'a jamais donné la réaction de l'indican.

Obs. L. — *Pelade.*

B..., Lucien, âgé de 19 ans. Entré à l'hôpital, salle Bouchut, lit n° 11, atteint d'une pelade. Reste à l'hôpital 15 jours ; pendant tout ce temps jamais d'indican dans l'urine.

Obs. LI. — *Chorée légère.*

P..., Louis, entré à l'hôpital au mois de septembre, salle Bouchut, lit n° 6 ; atteint d'une chorée légère ; point d'indican dans l'urine.

CONCLUSIONS

I. — L'indican existe à l'état normal dans les urines, mais en si petite quantité qu'on peut considérer l'indicanurie comme un phénomène pathologique, surtout chez les enfants dont l'alimentation est beaucoup moins azotée que celle des adultes.

II. — L'indican étant un dérivé de l'indol, l'indicanurie sera surtout accentuée dans les maladies qui s'accompagnent d'une hyperproduction d'indol.

III. — Cette hyperproduction se rencontre dans les *maladies du tube digestif* aiguës et chroniques.

IV. — L'indicanurie se rencontre encore dans certaines maladies aiguës comme la *fièvre typhoïde*, la *pneumonie*, la *bronchite*, la *chorée grave*, la *diphtérie* pendant la période d'état ; elle fait défaut durant la convalescence.

V. — Elle est constante dans la *tuberculose*, d'après nos recherches. Il semble donc qu'il existe une relation étroite entre l'indicanurie et la tuberculose. Ce fait peut avoir une certaine importance dans certains cas où le diagnostic de tuberculose est difficile.

VI. — L'explication de l'indicanurie dans la tuberculose n'est pas aisée à donner lorsqu'il n'existe pas de troubles digestifs. On peut jusqu'à un certain point l'expliquer par le trouble profond de la nutrition générale qui se manifeste dans le cours de la tuberculose.

BIBLIOGRAPHIE

Aviragnet. — *De la tuberculose chez les enfants,* 1892.

Bayer. — *Bericht. der Deutsch. chem. gesel.,* t. 13, p. 2257, 1880 et t. 17, p. 1741, 1881, Berlin.

Bouchard. — *Sur les auto-intoxications,* Paris.

Bunge. — *Chimie biologique et pathologique,* 1885.

Baumann. — Die aromat. Verbindungen in Hame und die Darmfäulniss. *Zeitsch. für physiol. Chem.,* t. 10, p. 123-133, 1886.

Beaunis (H.) — *Physiologie humaine,* troisième édition, vol. I, p. 211, 1888.

Chauvet. — Thèse de doctorat, Paris, 1887.

Cruse. — *Jahrb. für Kinderheilkeit.* Bd XI, p. 396.

Giarré Carlo. — Sul valore semeilogico della indican, ura, nella tuberculosi infantile. Lo sperimentale. *Giornale medico.* Organo dell' accademia medico fisica Florentina, 1892, anno XLVII, fascicolo I et II.

Gautier. — *Chimie appliquée à la physiologie, à la pathologie et à l'hygiène,* Paris, 1874.

Gérard. — Thèse de doctorat, Paris, 1880, p. 282.

Gubler et **Quevenne**. — *Gaz. méd. de Paris,* 1854, n°s 24, 27, 30 et 34.

Heller. — Sur la matière colorante de l'urine. *Archives de pharmacie,* t. XCVIII, 1847.

Hochsinger. — Ueber Indicanurie in Sänglingsalter. *Verhandlungen der achten Versamnlung der Geselschaft für Kinderheilkunde in Bremen,* 1890. Wiesbaden, 1891, p. 28.

Hofmeister. — *Zeitsch. f. physiol. Chem.,* t. 4, p. 265, 1880. Journal des progrès, des sciences et institutions médicales, 1827, t. I, p. 46.

Iaksch. — *Zeitschr. f. Klin. Med.,* t. 6, p. 713, 1883.

Longet. — *Traité de Physiologie,* I, II, troisième édition, 1873.

Marfan. — De la tuberculose généralisée chronique, apyrétique des nourrissons et des enfants du premier âge. Clinique infantile. *Semaine médicale,* n° 64, 1892.

Maxiner. — *Prager Vierteliahrschrift,* t. 143, p. 75, 1879.

Momidlowsky (S.) — Indican bei Kindem. *Iahrb. f. Kinderheilk.,* XXXVI, p. 192, 210.

Méhu. — Sur l'extraction des matières colorantes des urines bleues. *Ann. des maladies des org. gén.-urin.,* Paris, 1880-1883.

Neubauer et **Vogel**. — *Anleitung zur qualitativen analyses des Harnes,* 1890.

Kahne. — Ueber das Verhalten des Indicans bei der Tuberculose des

Kindesalters. *Beiträge zur Kinderheilkunde, ans dem öffentlichen kinder-krankeninstitute in Wien.* Neue Folge II, 1892, p. 62.

Keilmann. — Beobachtungen über die diagnostische Ver werthbarkeit der Indicanurie. *St-Petersburger med. Wochentschrift,* 1892, avril.

Parrot et Robin. — Etude pratique sur l'urine normale des nouveau-nés. *Archives générales de médecine,* 6° série, t. XXVII, 1876.

Parrot et Robin. — *Gaz. méd.,* 1876, n° 36.

Pouchet (G.). — *Contribution à la connaissance des matières extractives de l'urine.* Thèse de Paris, n° 135, 1880.

Robin (A.). — *Essai d'urologie clinique.* La fièvre typhoïde, Paris, 1877.

Senator. — *Zeitscher. f. phys. Chem.,* 1880, t. IV.

Steffen. — Beiträge zur indicanauscheidung bei Kindem ; ans der Kinderspitale un Stetten. *Iahrbuch. f. Kinderheilkunde und physische erhichung.* Neue Folge, XXXIV. Band 1, Heft, Leipzig, 1872, p. 18.

Voute. — Quelques remarques sur la coïncidence de l'indicanurie et de la tuberculose chez les enfants. *Revue mens. des mal. de l'enf.,* février 1893, p. 1.

Würtz. — *Dictionnaire de Chimie.* Article Indican.

Yvon. — *Manuel de l'analyse des urines,* 1880.